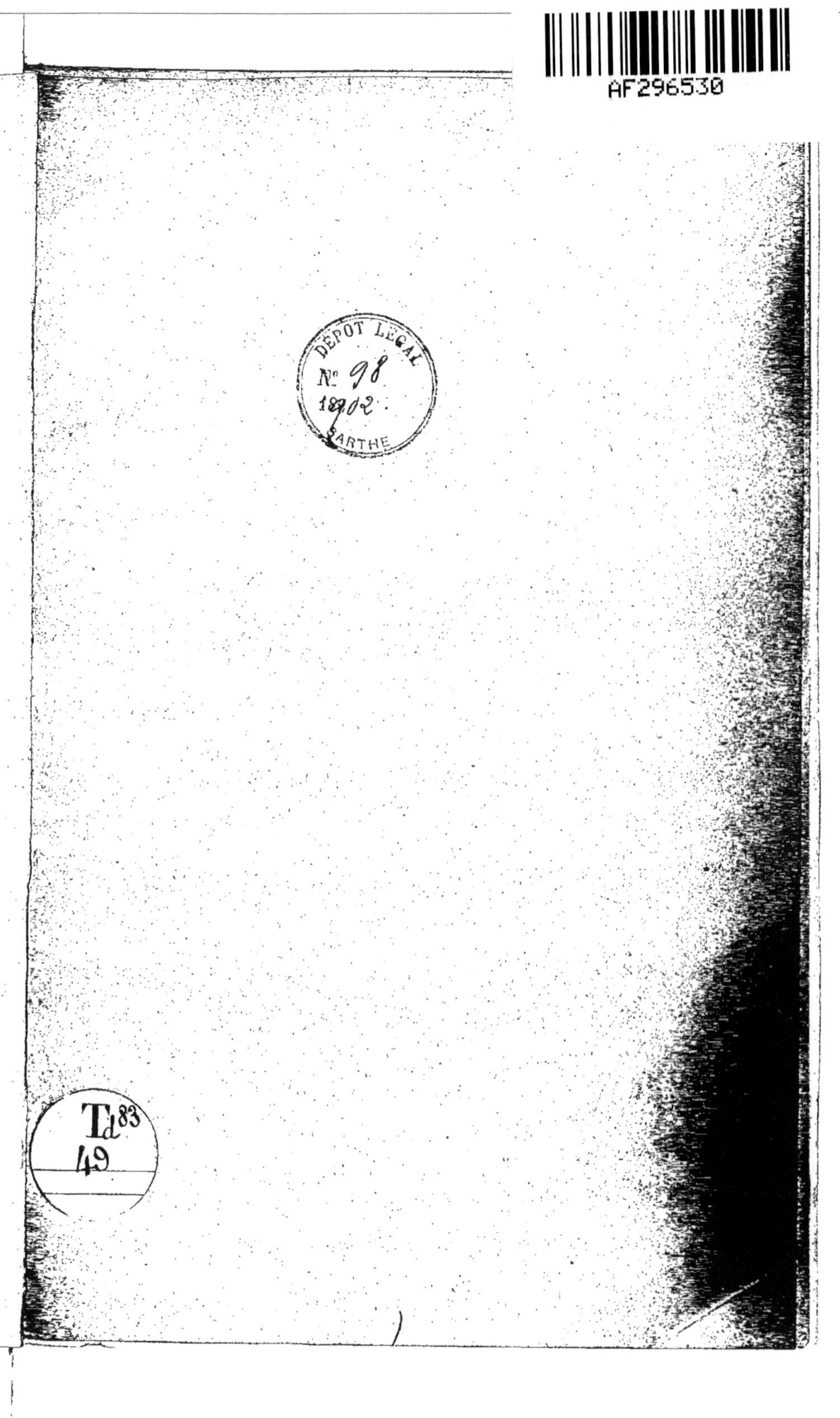

Gangrène spontanée massive et simultanée des deux membres inférieurs.

PAR

DE ROUVILLE (de Montpellier),   et   Paul SOUBEYRAN (de Montpellier),
Professeur agrégé,   Chef de Clinique chirurgicale,
à la Faculté de Médecine de l'Université.

Les gangrènes spontanées massives et simultanées des deux membres inférieurs ne sont pas d'observation fréquente; bien moins nombreuses sont encore celles qui ont été traitées par l'amputation double ; c'est du moins ce qui ressort des nombreuses lectures d'auteurs français ou étrangers que nous avons entreprises.

Nous avons été amenés à étudier ces gangrènes simultanées des membres inférieurs (nous évitons de dire gangrènes symétriques) par le fait suivant qu'il nous a été donné d'observer dans le service de M. le Professeur Tédenat, dont M. le Professeur agrégé de Rouville était temporairement chargé.

OBSERVATION.

Le 8 février 1901, entre à l'hôpital Saint-Eloi suburbain, dans le service de M. le Pr Grasset, suppléé par M. Raymond, un homme âgé de trente-huit ans, ferblantier, présentant au niveau des membres inférieurs des lésions gangreneuses à évolution rapide. Voici les renseignements qu'il peut nous donner sur ses antécédents héréditaires et personnels.

Père et mère bien portants; une sœur morte de tuberculose pulmonaire. Quant à lui, il a eu, à l'âge de vingt-trois ans, une crise de rhumatisme articulaire aigu; un an après, il eut un chancre induré du gland, puis des plaques muqueuses; mais il a incomplètement soigné sa syphilis. Le malade est, en outre, manifestement alcoolique ; il absorbe deux absinthes et deux petits verres d'alcool chaque jour ; il fume beaucoup. Il jouissait cependant d'un état de santé relativement satisfaisant, lorsque le 8 février, à dix heures du soir (cinq jours avant son entrée à l'hôpital), il est brusquement pris de malaise, il éprouve une sensation de constriction épigastrique, avec sueurs froides, vertiges; il titube et tombe. Il ne perd cependant pas connaissance, se relève et, soutenu par des amis, peut rentrer chez lui ; il s'alite, mais il est pris de vomissements rebelles qui persistent jusqu'au matin.

Le lendemain matin, le malade éprouve encore une sensation constrictive au niveau du creux épigastrique, et il rend tout ce qu'on lui donne. Le soir, les vomissements se calment; alors se produit au niveau

DE ROUVILLE ET P. SOUBEYRAN.   1

du mollet gauche une crampe extrêmement douloureuse qui disparaît vite ; mais, à partir de ce moment le malade ne sent plus sa jambe gauche, qui est « comme morte » ; il n'en souffre pas, mais il ne peut la remuer ; en même temps le pied gauche prend une teinte blanchâtre et se refroidit. Le 5 février, un docteur appelé, constate une anesthésie complète de la jambe gauche, remontant jusqu'au dessus du genou.

Le soir de ce même jour, le malade ressent de violentes douleurs dans tout le membre inférieur droit ; ce membre blanchit rapidement, se refroidit et devient insensible comme le gauche ; mais la marche des phénomènes est ici plus rapide, et les lésions sont d'emblée plus étendues ; elles remontent jusque sur la partie inférieure de la cuisse. Deux jours après, des tâches jaune-verdâtres se montrent au-dessus du genou à droite, et sur le mollet à gauche. Ces taches deviennent plus nombreuses sur les deux membres ; leurs dimensions augmentent et elles prennent une teinte vineuse ; cinq jours après le début des accidents, le malade entre à l'hôpital.

Nous trouvons alors un homme amaigri ; son facies est grippé ; l'attention est tout de suite attirée du côté des membres inférieurs. Ces membres sont marbrés et plaqués de taches vineuses qui se détachent nettement et sont irrégulièrement distribuées ; à gauche, le membre reprend sa coloration à quatre travers de doigt au-dessous de la rotule ; à droite, le tiers moyen et le tiers inférieur de la cuisse sont envahis par la gangrène, mais les lésions remontent plus haut en dedans qu'en dehors ; à ce niveau, sur la partie externe de la cuisse droite, il existe une circulation veineuse collatérale très nette. La peau conserve sa consistance habituelle ; la palpation ne réveille aucune douleur et l'on constate l'anesthésie des parties atteintes, ainsi que leur refroidissement. Le malade est dans l'impossibilité de mouvoir ses jambes, mais il ne souffre pas. La recherche des battements des artères des deux membres donne les résultats suivants : à droite, on ne perçoit pas l'artère fémorale ; à gauche, on la sent battre faiblement dans le triangle de Scarpa.

L'examen du thorax ne révèle rien de bien particulier ; le malade ne tousse pas, ses poumons respirent bien ; la pointe du cœur bat dans le cinquième espace intercostal ; les battements sont forts, un peu rapides (84), le deuxième bruit est claqué ; le pouls, est plein, régulier, les radiales sont dures.

L'abdomen est tendu et météorisé.

Pas de céphalalgie ; sommeil agité, un peu de subdélire. Le malade n'a jamais eu de crises de nerfs, mais c'est un émotif ; il est facilement irritable. On trouve de l'anesthésie pharyngée et conjonctivale, pas de rétrécissement du champ visuel, ni de zones hystérogènes.

Il s'alimente assez bien et n'a pas de diarrhée ; les urines sont assez abondantes et sans albumine, ni sucre.

On était donc en présence d'une gangrène spontanée, massive et simultanée, des deux membres inférieurs. On fait des pulvérisations phéniquées sur les deux membres, et dans l'intervalle on applique de la poudre de Lucas Championnière ; pansement ouaté ; toniques.

Les jours suivants, on voit s'installer progressivement la gangrène sèche au niveau des deux membres inférieurs, dont la coloration devient foncée, noirâtre ; ils se dessèchent et se momifient de plus en plus. Le malade ne souffre toujours pas ; sa température oscille aux environs de 37°5. Selon le moment auquel on observe le malade, les battements des artères crurales sont perçus ou ne le sont pas.

Le 14 février, la température s'élève à 38° 5, et se maintient aux environs de 38° les jours suivants ; le pouls (80) semble diminuer de fréquence, mais il devient irrégulier ; l'abdomen est toujours tendu ; selles diarrhéiques.

Le 21 février la momification s'est accentuée mais, en même temps, un sillon est apparu à la limite des parties sphacélées ; il est irrégulier et très sinueux ; au niveau de la face externe de la cuisse droite, au-dessus du sillon, apparait une plaque rouge de lymphangite réticulaire ; cette région ne tarde pas à s'œdématier jusqu'au niveau du pli de l'aine.

Le sillon s'accuse et l'état général s'aggrave ; la température, qui est de 37° le matin, atteint 38°5 le soir ; l'abdomen se météorise de plus en plus, la diarrhée est abondante, la langue sèche. Le 27 février, le malade passe en chirurgie.

Les deux membres inférieurs sont momifiés, noirâtres, avec çà

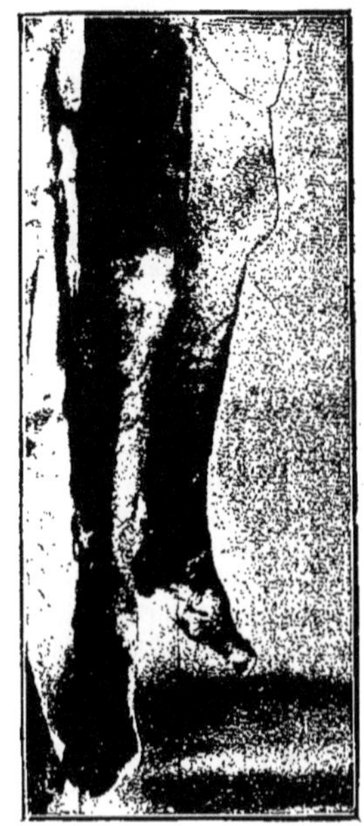

Fig. 1. — Gangrène spontanée massive et simultanée des deux membres inférieurs.

et là, des parties plus claires ; la peau est plaquée sur le squelette ; les limites de la gangrène sont celles que nous avons signalées ; le sillon est assez marqué ; son contour est irrégulier ; à gauche, on remarque une forte encoche antérieure ; à droite, il remonte assez haut sur la face antérieure de la cuisse, s'incline sur sa face externe, descend vers le genou, puis remonte sur la face postérieure.

Le 11 mars, amputation de la cuisse gauche au 1/3 moyen, à lambeau antérieur ; les artères sont dures, à parois épaisses ; l'hémorragie est insignifiante ; l'opération est faite sous anesthésie cocaïnique lombaire (1 cent. de cocaïne à 2 °/°). Cette première intervention est bien supportée ; la fièvre persiste, le pouls monte à 120 ; le malade ne souffre pas et conserve un subdélire gai.

Le 18 mars (7 jours après la première opération), amputation sous-trochantérienne de la cuisse droite en pleins clapiers purulents et presque à la limite de la gangrène : les artères ne sont pas oblitérées, mais très épaissies. La rachi-cocaïnisation donne une analgésie parfaite et ne détermine aucun trouble ; un quart d'heure après l'intervention, le malade fume une cigarette dans son lit.

Cette deuxième opération est aussi bien supportée que la première ; la fièvre persiste cependant et se maintient aux environs de 38°. Le 22 mars, le malade est emporté par sa famille dans son village, mais il rentre sept jours plus tard ; on le panse : pas de pus à gauche, suppuration légère à droite, aucune trace de sphacèle des lambeaux.

Le 1er avril, la température s'élève à 39°5, le pouls à 140, le malade est somnolent, son délire s'accentue ; mais ces phénomènes s'amendent, la température descend, le facies devient meilleur.

Le 15 avril, à gauche, la cicatrisation est complète ; à droite, il y a un peu de suppuration, la fièvre est tombée ; mais une escarre sacrée s'est formée. Cette escarre s'accroit et donne une suppuration assez abondante.

Le malade sort le 10 mai, ses deux moignons sont bien cicatrisés, mais son escarre sacrée a des dimensions égales à celles de la paume de la main (1).

Telle est l'observation. En résumé, malade profondément artério-scléreux (alcoolisme, tabagisme, syphilis, plomb) ; envahissement d'emblée de tout le segment de membre voué à la mortification, suivant la marche habituelle du processus dans les gangrènes d'origine circulatoire ; absence de douleurs pendant toute l'évolution du mal ; intervention bien supportée malgré l'état très précaire du malade ; anesthésie parfaite, obtenue par rachi-cocaïnisation ; réunion *per primam*.

Examen des vaisseaux fait au laboratoire d'anatomie pathologique (Pr Bosc) (2). — Le fragment des vaisseaux fémoraux apporté au laboratoire forme un tube cylindroïde du volume du petit doigt et dû à l'accolement de trois vaisseaux. Le plus volumineux de ces derniers, de couleur violacée, est résistant au doigt et ses parois distendues ont un aspect bosselé. Les deux autres apparaissent moins nettement, entourés par une gangue conjonctive plus épaisse.

Une coupe faite transversalement donne une surface de section sur laquelle on peut reconnaître :

(1) Au moment de la rédaction de cet article nous apprenons que le malade est mort cinq mois environ après sa sortie de l'hôpital.
(2) Nous tenons à remercier M. le Pr Bosc de l'obligeance qu'il a mise à nous faire cet examen.

1° La coupe du vaisseau le plus volumineux, constituée par une paroi mince et dont toute la lumière est fermée par un tissu déjà organisé, résistant et disposé en couches irrégulièrement concentriques, brun noirâtre et plus mou à la partie centrale ; 2° Le second vaisseau est encore une veine complètement oblitérée ; 3° Le troisième vaisseau représente l'artère dont les parois très épaissies, blanches, dures, se confondent extérieurement avec la gangue conjonctive sclérosée et dont la lumière présente des irrégularités et un petit caillot. Si l'on ouvre l'artère selon sa longueur, l'on voit que par places l'endartère se boursoufle et arrive à fermer presque complètement la lumière artérielle ; 4° La veine saphène forme un cordon irrégulier, augmenté de volume, résistant au doigt et de couleur violacée ; sur une coupe transversale, ses parois apparaissent épaissies et sa lumière est oblitérée complètement par un tissu organisé.

Examen microscopique. — 1° *Artère.* — L'endartère est inégalement épaissi ; en plusieurs endroits il est fortement proliféré et fait une forte saillie dans la lumière du vaisseau. La partie superficielle se desquame dans cette lumière et on voit y adhérer de la fibrine renfermant des leucocytes et des globules rouges (fragments de caillots). Cet endartère présente dans les parties où il est le plus fortement proliféré, une dégénérescence gélatiniforme marquée avec accumulation de corpuscules volumineux, chargés de pigment dans les interstices. Cette dégénérescence augmente jusqu'au niveau d'un foyer athéromateux, ovalaire, compris en entier dans l'artère, et prend l'aspect des formations cartilaginiformes décrites autour de ces foyers. Le noyau athéromateux renferme des fragments nécrosés, des cristaux et du pigment. Des bandes de dégénérescence gélatiniforme descendent en rubans irréguliers jusqu'au niveau de la limitante interne épaissie et dont par endroits les bords sont diffus et à peine apparents.

La tunique moyenne présente une destruction presque complète des fibres musculaires remplacées par du tissu conjonctif compact. L'adventice très épaissie, est formée d'épaisses bandes scléreuses qui se confondent avec le tissu conjonctif avoisinant, lui aussi siège d'une inflammation chronique. Les *vasa vasorum* présentent de l'endartérite, mais surtout une péri-artérite intense, qui tend à oblitérer leur lumière. *Les nerfs* sont profondément lésés par un processus scléreux qui les dissocie sous forme de larges bandes étoilées.

2° *La veine principale* est le siège d'une thrombo-phlébite oblitérante totale. L'endoveine est surtout proliféré sur une moitié de la paroi de la veine et il fait corps avec un thrombus organisé, creusé de vaisseaux de nouvelle formation. Le centre est plus jeune et renferme des lacs fibrino-sanguins chargés de macrophages bourrés de pigments ocres. En plus, il y a infiltration embryonnaire du mésophlèbe avec périphlébite des plus accusée.

3° La deuxième veine et la saphène sont le siège d'un processus identique.

* *

Nous avons pensé qu'il serait intéressant de rapprocher de notre cas les observations de gangrène massive et simultanée des deux membres inférieurs, traitées par l'amputation, dont nous avons pu trouver un certain nombre dans la littérature médicale. Nous avons laissé de côté comme ne rentrant pas dans notre sujet, les observations relatives à des faits de gangrène successive et non simultanée des deux membres inférieurs, bien que la double amputation ait été faite (Observations de Laveran, Forestier, etc.). Nous laisserons également de côté les cas où l'intervention s'est bornée à une simple régularisation du travail d'élimination spontanée.

Voici le résumé des seize observations qu'il nous a été donné de recueillir.

OBSERVATIONS I, II, III.

LUCKE. — Trois individus (17, 30, 45 ans) eurent une gangrène des deux pieds à la suite d'une fièvre grave. Sphacèle complet.

Lucke ampute les deux jambes chez chaque individu, en une même séance, au lieu d'élection. L'opération fut très rapide et les trois malades guérirent.

OBSERVATION IV.

LARREY. — Nègre de 18 ans. Gangrène simultanée des deux pieds, nécrose consécutive des os de la jambe. Double amputation au 1/3 moyen, faite le même jour. Réaction presque nulle. Guérison (par M. Brunet).

OBSERVATION V.

BEGG. — Gangrène des deux pieds par ergotisme chez une femme de 22 ans. — Amputation des deux jambes simultanément, à la partie moyenne.

Quelques jours après, amputation des deux avant-bras au-dessus du poignet. Guérison.

OBSERVATION VI.

DELENS. — Amputation des deux jambes au tiers supérieur. Guérison. Barbier de 38 ans, qui avait une gangrène de cause circulatoire.

OBSERVATION VII.

DEMMLER. — Gangrène des deux pieds et de la partie inférieure de la jambe chez un homme de 51 ans, alcoolique, cachectique paludéen, avec glycosurie concomitante.

Double amputation de jambe au lieu d'élection, à 18 jours d'intervalle. — 2 mois après, guérison et disparition du sucre.

OBSERVATION VIII.

BUTLER. — Gangrène simultanée des deux jambes. Double amputation. Guérison.

OBSERVATION IX.

CURTIS. — Marin de 22 ans ; gangrène consécutive à un coup reçu sur l'épigastre et attribuée à une paralysie des vaso-constricteurs par choc du sympathique (?). — Amputation des deux jambes au 1/3 supérieur. Guérison.

OBSERVATION X.

GULD. — Gangrène symétrique des pieds par oblitération et thrombose des artères et des veines. Amputation au niveau du genou. Guérison. Homme, 43 ans, artère fémorale athéromateuse. Langhurst pense à une origine nerveuse, Guld, à une artérite.

OBSERVATION XI.

PICHAT ET PÉTREQUIN. — Gangrène symétrique par ergotisme chez un enfant de 10 ans, limitée au 1/3 supérieur des deux jambes.
Double amputation au-dessous de l'épine antérieure du tibia. Mort.

OBSERVATION XII.

HATTUTE. — Arabe atteint de gangrène spontanée des deux jambes. Élimination spontanée du tiers inférieur ; les plaies suppurent. Amputation des deux jambes au lieu d'élection, à 25 jours d'intervalle. Sort guéri un mois après.

OBSERVATION XIII.

LEGRAIN. — Gangrène massive symétrique des extrémités inférieures chez un jeune Kabyle. La gangrène atteint le pied et le tiers inférieur des deux jambes (forme grave de la maladie de Raynaud ?).
Amputation, à un mois d'intervalle, des deux jambes au tiers supérieur. Guérison.

OBSERVATION XIV.

PARSONS. — Endartérite oblitérante ; gangrène symétrique ; amputation au tiers inférieur de la cuisse, sans ligature des artères. Guérison.

OBSERVATION XV.

ACQUAVIVA. — Homme de 57 ans, alcoolique. Gangrène des deux pieds. Amputation au tiers inférieur à gauche, au lieu d'élection à droite. Artères tibiales oblitérées à droite ; à gauche, pédieuse et plantaire oblitérées. Guérison.

OBSERVATION XVI.

VEDRÈNES. — Kabyle de 35 à 40 ans, atteint de gangrène momifique des pieds, après une marche fatigante dans la neige (?). La gangrène remonte jusqu'au dessus des malléoles où elle est bien limitée par un sillon circulaire large et profond ; les pieds sont noirs, durs, secs et sonores ; bon état général ; le sillon se creuse et arrive à l'os ; le malade se décide à se faire opérer ; amputation de la jambe droite au lieu d'élection ; amputation au même niveau un mois plus tard, à gauche. Guérison (Lésions vasculaires et nerveuses).

*
* *

Ces observations ne concernant, ainsi qu'on le voit, que des cas où il y eut intervention, nous amènent à nous demander quelle est la pathogénie de ces lésions doubles, afin d'en éclairer la thérapeutique.

Pour empêcher toute confusion, nous avons évité d'employer la dénomination de « gangrène symétrique », que l'on applique d'habitude à la maladie de M. Raynaud, bien que la symétrie existe dans beaucoup de nos cas, et que plusieurs auteurs se soient même servis de ce terme pour désigner des gangrènes massives des deux membres inférieurs.

Or, on sait que d'après la définition même de la gangrène de Raynaud, cette affection ne comporte aucune altération anatomique du système vasculaire ; il y a seulement spasme ; de plus, elle reste limitée aux extrémités, sans frapper les segments principaux des membres ; enfin, son pronostic est bénin (Lyot).

Cependant la question est moins nette qu'elle ne le paraît, puisque Brengues, dans une thèse récente, intitulée : « *Formes graves de la maladie de M. Raynaud* », prétend que la gangrène symétrique des extrémités peut survenir par endartérite ou endophlébite (cas de Heydenreich).

« A côté de la gangrène spasmodique de Raynaud, se place, dit-il, la gangrène par endartérite ; or, dès que la gangrène dépasse les phalanges, on lui donne l'épithète de massive. Mais tous les stades se rencontrent entre les formes légères et les formes graves ; les gangrènes massives symétriques sont bien des cas de maladie de Raynaud ayant pris des proportions considérables ». Que la gangrène symétrique des extrémités soit due à une vaso-constriction par l'action de toxines microbiennes (Roger), ou à l'endartérite (Baraban et Etienne), reconnaissant elle-même pour cause des infections diverses, ou à l'athérome, ou bien enfin à une affection du système nerveux central ou périphérique (Lancereaux, Charcot, Pitres et Vaillard), pour nous, la maladie de Raynaud n'est qu'un symptôme dont la cause est variable, et nous dirions volontiers avec Garrigue, que la syncope et l'asphyxie locales sont seuls les véritables « phénomènes de Raynaud ». La gangrène symétrique qui leur fait suite, ne mérite rien de plus que le nom banal de gangrène sèche, et sa limitation peut remonter à des hauteurs variables ; ces diverses manifestations morbides résultent des variétés d'un processus le plus souvent endartéritique.

Nous entrevoyons déjà que la grande majorité des gangrènes spontanées des deux membres inférieurs reconnaît une origine vasculaire ; mais il convient d'étudier avec méthode la pathogénie de ces lésions.

Jeannel, dans son remarquable rapport au Congrès de Chirurgie de 1891, a divisé les gangrènes en gangrènes trophiques et toxiques, mais cette division est toute théorique, puisque très souvent des gangrènes trophiques deviennent toxiques par infection. Néanmoins sa division nous permet de retenir parmi les gangrènes spontanées trois groupes : les gangrènes d'origine *vasculaire*, les gangrènes d'origine *nerveuse*, enfin, les gangrènes par *altération du sang*.

Dans chacun de ces trois groupes, il est possible de rencontrer la gangrène massive des membres inférieurs ; avant d'en examiner le mécanisme intime, nous dirons que parmi les seize observations que nous rapportons, une seule reconnaît une origine nerveuse (Obs. IX), une autre une altération sanguine (Obs. VII), douze sont d'origine vasculaire en y comptant la nôtre (Obs. I, II, III. V, VI, VIII, X, XI, XIII, XIV, XV, XVI), trois sont de cause inconnue (Obs. IV, VII, XII). Enfin, nous ferons remarquer que les sujets que nos observations concernent, sont peu âgés, puisque la très grande majorité oscille entre 20 et 45 ans.

La gangrène massive des deux membres inférieurs d'origine *nerveuse* est certes indiscutable, que la cause en soit périphérique ou centrale, que l'on attribue un rôle à l'endartérite, ou que l'on donne à cette affection le nom de forme grave de la maladie de Raynaud.

Cette gangrène « névropathique », a été bien étudiée par Lancereaux, qui l'oppose à la gangrène « angiopathique », et cet auteur prétend que beaucoup de gangrènes dites vasculaires sont d'origine nerveuse. Ces désordres nerveux s'observent, d'après lui, dans les traumatismes des centres et des nerfs, dans les intoxications et dans beaucoup de maladies fébriles. Lorsqu'il y a symétrie, il faut, dit-il, le plus souvent rechercher une origine nerveuse.

Parmi les gangrènes par *altération du sang*, la plus importante est la gangrène diabétique ; la gangrène des deux extrémités peut s'y rencontrer, l'observation VII en est la preuve. Nous ne voulons pas insister sur sa pathogénie, mais nous ferons remarquer que plusieurs auteurs ont rencontré l'artério-sclérose unie au diabète (13 fois sur 20 cas, Israël), et que d'autres (Chauffard) font jouer un rôle prépondérant aux lésions nerveuses que l'on trouve chez les diabétiques.

« L'obstruction des *artères*, dit Rondot dans sa thèse d'agrégation, est une des causes les plus fréquentes de gangrène, qu'elle survienne sans lésion des parois, par embolie ou par thrombose autochtone, ou qu'elle soit la conséquence d'une endartérite ».

C'est nous dire que la thrombose, l'embolie, septique ou non, l'artério-sclérose et l'artérite oblitérante, si bien décrite par Friedländer sont les causes ordinaires de la gangrène des membres ; notre statistique est conforme d'ailleurs à cette loi.

L'endartérite se rencontre après une foule d'infections qui agissent par son intermédiaire pour déterminer la gangrène ; la fièvre typhoïde est le plus souvent incriminée (Putry, Bourgeois, Hayem, Lereboullet, Lacq), puis vient la grippe (Th. de Chevron), la pneumonie, l'érysipèle (Defrance), le paludisme (Laveran, Kiener), la dysenterie, la puerpéralité, etc.

Il se produit au cours de cette endartérite une ischémie par rétrécissement artériel dans les artérioles des extrémités, l'endothélium tombe, la thrombose devient aisée, car ces artères sont étroites. Puis, quand la circulation collatérale devient impossible, la gangrène survient.

Il y a donc, en somme, comme Bunge l'a formulé au dernier Congrès de Chirurgie allemand, sténose primitive de la lumière des artères, cette sténose pouvant aller jusqu'à l'oblitération totale ; derrière elle se produisent des thromboses ascendantes et descendantes. Mais, ainsi que Mayet et Vaquez le font remarquer, « la coagulation suit la fortune de la lésion vasculaire, et il n'y a de coagulation persistante que quand il y a une altération persistante de la paroi ».

Cependant, l'artérite n'est peut-être pas l'intermédiaire toujours obligé. Nous n'en voulons pour preuve que le cas rapporté par Dufour ; il s'agissait d'une gangrène des deux pieds observée au cours d'une pneumonie ; à l'autopsie, aucune lésion artérielle ou nerveuse. L'auteur pensa qu'il y avait eu des phénomènes d'intoxication agissant aux extrémités, où l'irrigation sanguine est le plus défectueuse.

L'artério-sclérose peut envahir les artères des deux membres inférieurs et déterminer leur gangrène, quand la circulation collatérale devient impossible (Thiersch, Verdalle). Il faut bien savoir que ces lésions peuvent se rencontrer chez des sujets jeunes et vigoureux, ainsi que l'a montré Weiss, et qu'elles peuvent envahir les veines et les vaisseaux des nerfs, d'où névrite concomitante ; mais l'artério-sclérose sait rester cantonnée dans un département sans envahir tout le système circulatoire ; cette notion est importante à retenir pour la thérapeutique des gangrènes.

Il nous reste à examiner les gangrènes par embolie et par thrombose. La thèse de Dumaz en renferme un certain nombre d'observations ; le plus souvent elles se rencontrent chez des cardiaques, et le caillot s'arrête dans l'aorte ou les iliaques primitives ; Widal et Nobécourt rapportent une intéressante observation où il y eut une gangrène des deux jambes produite par une seule embolie dans l'iliaque primitive gauche avec caillots secondaires remontant dans l'aorte et l'iliaque droite.

Dans ces divers cas il ne saurait être question d'intervention, mais on peut concevoir une embolie siégeant plus bas, dans les vaisseaux du membre, légitimant ainsi l'amputation.

Enfin, pour être complet, signalons la compression des artères iliaques primitives par une tumeur du bassin. C'était un fibrome de l'ovaire, dans l'observation qui est rapportée par Briese (*Obst. J. of Great Britain*, 1876).

* *

Nous sommes en présence d'un sujet atteint de gangrène massive des deux membres inférieurs, devons-nous l'amputer ou attendre l'élimination spontanée ? En 1856, Trudeau disait déjà, et cela avant l'antisepsie, que l'attente de l'élimination spontanée prolonge les dangers et expose aux chances défavorables d'une opération consécutive.

Le débat est ancien et concerne en général les gangrènes unilatérales ; or, ici, il s'agit de lésions doubles, de lésions plus graves ; plus délicate sera la conduite du chirurgien. Nous n'insisterons pas sur ce débat ; les raisons des partisans de l'intervention l'ont emporté ; elle supprime, en effet, la douleur quelquefois atroce, abrège une longue élimination pleine de dangers, évite la suppuration, et donne une cicatrice régulière et solide. L'exemple rapporté par Hattute est typique : un Arabe se présente avec une gangrène spontanée des deux jambes ; Hattute ampute la jambe gauche au lieu d'élection ; elle guérit en 40 jours ; la jambe droite abandonnée à la cicatrisation spontanée met dix mois à guérir.

L'opération semble donc suffisamment justifiée ; mais il faudra tenir grand compte de l'état général du sujet ; plus il sera jeune et vigoureux, plus l'audace sera permise ; au cours d'une pyrexie, ou d'une gangrène traînant en longueur, il faudra se hâter de profiter des forces du malade afin de ne pas les laisser trop baisser.

Il est cependant des contre-indications tirées le plus souvent de l'état général du malade ; chez un cachectique cancéreux ou tuberculeux, chez un vieillard trop débilité, chez un fébricitant par trop affaibli, il faudra se montrer réservé.

L'apparition de la gangrène sur plusieurs membres est considérée par M. Raynaud, dans son article du nouveau dictionnaire, comme une contre-indication ; mais ne voyons-nous pas, dans la plupart des cas que nous rapportons, l'intervention être suivie de succès ; bien plus, l'Obs. V de Begg ne nous montre-t-elle pas une femme qui subit la double amputation de jambe, puis, quelques jours après, celle des deux avant-bras, et qui guérit parfaitement?

Les indications ne peuvent d'ailleurs être nettement formulées qu'à l'aide des notions que nous avons établies pour expliquer la pathogénie des gangrènes simultanées des deux membres inférieurs.

Si cette gangrène survient chez un cardiaque, il faudra s'abstenir ; l'anesthésie est dangereuse ; de plus, l'acte opératoire ne saurait s'adresser à la cause ; la statistique de Dumaz est là pour établir l'inutilité de l'intervention.

Lorsque la gangrène relèvera d'une embolie ou d'une thrombose, il faudra explorer le système artériel pour reconnaître les limites de la mortification et rechercher le point où l'artère bat. Devant un arrêt circulatoire dont le siège est inconnu, l'amputation ne devant pas porter au-dessus de l'obstacle, il sera sage de s'abstenir.

Si le sujet est un artério-scléreux, il faudra craindre la généralisation qui crée la récidive ; mais il faudra se rappeler que l'artério-sclérose est souvent une maladie locale et que l'opération est alors justifiée. Si l'on soupçonne la généralisation, on pourra, à l'exemple de Grummach et Dubois-Raymond, constater à l'aide de la radiographie la silhouette plus sombre des artères, avec des stries correspondant aux plaques calcaires.

Dans tous ces cas, l'absence de battements artériels à la racine des membres est certes un mauvais signe ; cependant elle peut dépendre moins du manque d'apport sanguin que de la rigidité de l'artère. Néanmoins, ainsi que l'indique Wiedenmann, il faut rechercher la pulsation de l'artère principale du membre et si, après l'opération, on s'aperçoit qu'elle est oblitérée, il faut amputer immédiatement au-dessus. Telle est la pratique de Riedel.

La gangrène simultanée des deux membres inférieurs peut survenir par ergotisme et le mécanisme semble être l'artérite ; nous en rapportons deux observations (XI et V). Read, Barrier, Bouillet disent que dans cette variété de gangrène l'amputation donne de mauvais résultats ; dans l'observation IV seule il y eut guérison. Il faudra donc être réservé, et ne se décider que si la gangrène revêt une marche envahissante.

Dans les infections, qui amènent la gangrène des deux membres inférieurs par artérite, les conditions sont certes mauvaises pour une intervention, le sujet est en général affaibli et débilité, et il est certain que l'amputation en pleine convalescence, à l'exemple de Lucke, est préférable; cependant certains opérateurs n'hésitent pas à débarrasser le malade en pleine pyrexie; il est vrai qu'il s'agit d'ordinaire de gangrènes unilatérales. Les résultats de notre statistique sont absolument conformes à cette manière de voir.

Verneuil, qui condamnait en 1870 les interventions chez les diabétiques, disait en 1889 : « Les opérés diabétiques, ces anciens *noli me tangere*, doivent, comme les autres, des actions de grâces à la méthode antiseptique ». C'est dire, sans vouloir rappeler les discussions soulevées par la question, que le diabète ne constituera pas, par lui seul, une contre-indication. C'était l'opinion de Legouest, Trélat et Larrey, c'est celle de Demons, Schwartz et bien d'autres. Avec Baraillaud et Mathieu nous dirons que lorsque la gangrène est sèche, l'amputation n'offre rien d'urgent; mais lorsque sa marche est rapidement envahissante, lorsqu'elle est douloureuse, il faut se hâter et amputer très haut, ainsi que le veut Heidenhain. Kœnig n'opéra-t-il pas avec plein succès un vieillard de 70 ans dans le coma? Il est difficile d'ailleurs d'imaginer un cas plus défavorable que celui de Demmler, que nous rapportons, dans lequel le malade présentait une gangrène des deux pieds et des deux jambes, et était alcoolique, cachectique paludéen et diabétique; la double amputation amena cependant la guérison complète. — « La gangrène névropathique est, en raison de sa tenacité et de sa persistance, une affection des plus redoutables, car elle conduit fatalement à la mort », dit Lauccreaux. Il faudra donc, tout en traitant le désordre nerveux qui cause cette tropho-névrose, s'opposer aux progrès de la mortification. Si, malgré tout, la gangrène progresse, il ne restera plus qu'à recourir à une intervention chirugicale.

Il nous reste maintenant à résoudre plusieurs questions : faut-il amputer les deux membres en une même séance? Quand faut-il les amputer et à quel niveau?

Il s'agit en l'espèce d'opérations graves, puisqu'elles portent sur les deux membres, et la gravité dépend du voisinage du tronc; dans l'observation qui nous est personnelle, l'amputation fut faite à gauche, au tiers moyen de la cuisse, à droite, sous le trochanter ; c'est la plus grave opération de toutes celles que nous rapportons.

On ne saurait comparer ces interventions à celles dont on use pour les grands traumatismes des membres, où l'amputation bilatérale est recommandée, quand on le peut, aussi rapide que possible (Larrey,

Bonnet, Fergusson), si bien que quelquefois deux membres sont amputés en même temps par deux chirurgiens. Lorsqu'il s'agit de gangrène, l'urgence d'une telle intervention n'apparaît pas aussi nettement. Cependant, dans les 3 observations de Lucke et dans celle de Larrey, les deux jambes furent amputées dans une même séance. Mais le plus souvent c'est à un certain nombre de jours d'intervalle que l'on opère les deux membres ; cette pratique nous paraît plus sage, l'opération est mieux supportée et les forces des malades sont mieux ménagées.

Nous n'insisterons pas sur les divers procédés d'amputation ; ils n'ont rien de spécial. Rappelons seulement que l'on peut faire l'amputation primitive, qui sera haute, l'amputation secondaire quand le sillon sera formé, enfin, l'amputation tardive, qui sera la régularisation du travail d'élimination spontanée, ces deux derniers procédés comprenant l'embaumement préalable des membres atteints.

Mais il est des cas dans lesquels l'amputation primitive peut s'imposer ; quand les douleurs sont extrêmes, quand la marche du mal est rapide et l'état général grave, il faut alors se hâter et ne pas se montrer parcimonieux. Zœge-Manteuffel ne préconise-t-il pas l'amputation de cuisse d'emblée quand il y a gangrène du pied, par crainte de récidive ; à ce niveau, la nutrition des lambeaux est assurée si la fémorale est atteinte, par la riche circulation de la fessière et de l'ischiatique. Ce n'est que dans un seul cas, lorsque la gangrène remontera trop haut, que l'on pourra, si la désarticulation est impraticable, faire l'opération que préconisait Hippocrate, en taillant à la limite des tissus malades, quitte à régulariser plus tard le moignon.

En somme, pour nous résumer, nous dirons que si la gangrène reste aseptique, on pourra faire l'embaumement et attendre l'apparition du sillon, afin d'éviter d'amputer trop ou trop peu.

Si la gangrène s'infecte, il faudra se hâter d'amputer, sans attendre ce sillon.

Mais en dehors de la contre-indication que nous venons de citer, la conduite de choix, c'est l'amputation secondaire en tissu sain, c'est celle que nous avons tenue dans notre cas, c'est également celle que signale Landow à la clinique de Kœnig.

BIBLIOGRAPHIE.

ACQUAVIVA. — *Gangrène sym. des deux pieds, amputation double et simultanée des deux jambes, guérison.* — *Marseille méd.*, 1898.

BARABAN et ÉTIENNE. — *Endartérite et gangrène sym. des extrémités.* — *Revue méd. de l'Est*, 1899.

BARAILLAUD. — *Indications de l'amputation dans les gangrènes diabétiques.* — Th. Bordeaux, 1896-97, n° 104.

BEGG. — *Lancet*, 1870. *In* Th. Delon.

BERTRAND. — *Gangrène spontanée des membres inférieurs. Double amputation.* — *Rec. de Mém. de méd. mil.*, Paris, 1867.

BRAMANN. — *Fälle von symm. Gangrän.* — *Verhand. d. deutsch Ges. f. Chir.*, 1899.

BRENGUES. — *Formes graves de la maladie de Raynaud.* — Th. Paris, 1895-96, n° 438.

BRESE. — *Ein Fall von sym. Gangrän der oberen und unteren extr. Beitr. z. wiss. med. Festch... Naturf. und Aerzt*, 1897.

BUNGE. — *Path. et traitem. de diverses formes de gangrène des membres inférieurs.* — *Congr. de Chir. allemand*, 1900.

BUTLER. — *Gangrene following continued; double amputation*, (n. p., 1899).

CHAUVEL. — *Gangrène des deux pieds, amputation.* — *Bull. Soc. de Ch.*, 1883.

CHEVRON. — *De l'asphyxie locale et de la gangrène des extrémités dans les maladies infectieuses.* — Th., Paris, 1899-1900, n° 112.

CURTIS. — *Brit. med. J.*, 1899, *In* Th. Delon.

DEFRANCE. — *Considérations sur les gangrènes symétriques.* — Th. Paris, 1894-95, n° 505.

DELENS. — *Lancet*, 1879. — *In* Th. Delon.

DELON. — *Des amputations simultanées des deux membres inférieurs.* — Th., Lyon, 1894.

DEMMLER. — *Bulletin de la Soc. de Chir.*, 1883.

DICQUEMARE. — *Gangrène sèche des ext. dans la fièvre typhoïde.* Th., Montpellier, 1885, n° 10.

DUFOUR. — *Pathogénie des gangrènes symétriques des extr. dans les infections.* — *Soc. méd. des hôp.*, 10 oct. 1901.

DUMAZ. — *De l'oblitération artérielle des membres par embolie et par thrombose.* — Th., Paris, 1872.

FORESTIER. — *De la gangrène par artério-sclérose.* — Th. Paris, 1895-96, n° 577.

FORGUE. — *Des amputations dans les gangrènes spont.* — *N. Montp. méd.*, 1896.

GARRIGUE. — *Asphyxie locale.* — *Gazette des Hôp.*, 1901, n° 48.

GOULD. — *Gangr. sym. of the feet, amput.; recovery.* — *Brit. m. J.*, — 1891, p. 639.

HATTUTE. — *In* Th. Delon, 1894.

HEIDENHAIN. — [*Gangr. sénile et diab.*]. — *Centr. f. Chir.*, 1892.

HENRY. — *De l'amputation dans les gangrènes.* — Th., Montp., 1890-91, n° 35.

HEYDENREICH. — *Gangrène par endartérite oblitérante.* — *Sem. méd.*, 1892.

JEANNEL. — *Congrès de Chir.*, 1892.

KAKELES. — *Senile gangrene of the toes; amput.; recovery.* — *N.-Y. med. J.*, 1892, p. 576.

KORNFELD. — *Uber sym. Gangrän.* — *Wien. med. Presse*, 1892 p. 1985.

LACQ. — *De l'intervention chirurgicale dans les gangrènes spon-tanées des extr. inf.* — Th. Toulouse, 1893-94, n° 43.

LAIR. — *Gangrène symétrique des membres inférieurs.* — *Arch. de méd. et ph. mil.*, 1898.

LANCEREAUX. — *Des trophonévroses des extrémités.* — *Semaine méd.*, 1897.

LANDOW. — *Zur op. Beh. der senil. und diab. Gangrän.* — *Deutsch. Z. f. Chir.*, 183.

LAVERAN. — *Bulletin Acad, de Méd.*, 1894.

LEHMANN. — *Ein Fall von sym. Gangrän der Beine.* — *Arch. f. k. Ch.*, 1895.

LEJARS. — *De l'amputation dans la gangrène sénile.* — *Sem. méd.*, 1892.

LARREY. — *Gangrène des deux pieds. Amputation.* — *Bull. Soc. Chir.*, 1857.

LEGRAIN. — *Gang. massive sym. des extrémités.* — *Annales de derm. et syph.*, 1896.

LUCKE. — *Lancet med. Gaz.*, 1838 (*In* Th. Delon).

LYOT. — *In* Traité de Le Dentu et Delbet.

MATHIEU. — *De la gangrène diabétique.* — Paris, 1897-98, n° 87.

MAUZ. — *Zwei Fälle von embol. Gang. der unteren Extr.* — *Berl. klin. Woch.*, 1889.

MAYET et VAQUEZ. — *Pathogénie des coagulations sanguines intra-vasculaires.* — Congrès de Nancy, 1896.

MORNET. — *De la gangrène des extr. dans la grippe* (Th. Lyon, 1892, n° 739).

PARSONS. — *Endarteritis obliterans ; sym. gangr. ; amputation.* — *N. Am. J. Homoeop.*, N.-Y., 1897.

PICHAT et PÉTREQUIN. — *In* Th. Delon.

RAYNAUD. — Article *Gangrène.* — *Nouveau Dictionnaire.*

REYET. — *Etude sur la gangrène d'origine veineuse.* — Th., Paris, 1897-98, n° 478.

RONDOT. — *Gangrène spontanée.* — Th. d'agrég., 1880.

THIERSCH. — *Ein Fall von symm. Gang. der extr. od. infolge von Apoplexie. Arteriosclérose.* Münch. med. Woch., 1895.

VEDRÈNES. *Gangrène des pieds ; amputation des deux jambes.* — *Rec. de méd. et ph. mil.*, 1871.

VERDALLE. — *Gangr. sym. ; athérome généralisé.* — *J. méd. de Bord.*, 1882.

VIVILLE (de). — *Contribution à l'étude des gangrènes des pieds d'o-rigine nerveuse.* — Th., Paris, 1888-89, n° 14.

WATERING. — *Des indications de l'amputation dans les divers cas de gangrène.* — Th. Montp., 1868.

WEISS. — [*Recherches sur la gangrène spontanée des membres dans ses rapports avec les affections des vaisseaux*]. — *Deut. Zeit. f. Chir.*, 1894.

WIDAL et NOBÉCOURT. — *Soc. méd. des Hôp.*, 21 mars 1898.

WIDENMANN. — *Zur Enstehung und Beh. der Gangrän der Extr. Beit. z. kl. Chir.*, 1892, p. 218.

WILLAMS. — *Two cases of rapidly gangr. of the upper and lower extr. ; amput. ; recovery. Brit. M. J.*, 1895.

WINSTANLEY. — *A case of sym. gangr. of the lower limbs. Lancet*, London, 1896.

WULFF. — *Uber spontan. Gangr.* — *Zeitsch. f. Chir.*, 1901.

Le Mans. — Imprimerie de l'Institut de Bibliographie de Paris. — v-1902. — N° 069.

www.ingramcontent.com/pod-product-compliance
Ingram Content Group UK Ltd.
Pitfield, Milton Keynes, MK11 3LW, UK
UKHW020121100726
13658UKWH00005B/2311